ISBN-13: 978-1512040593

ISBN-10: 1512040592

14 Tage Detox Kur

Grüne Smoothies

Mein Diättagebuch

In 14 Tagen garantiert 10 Kilo abnehmen

Vorwort

Diäten und Abnehmkuren gehören in unserer heutigen Zeit mehr oder weniger dazu. Fast jeder von uns hat schon einmal die eine oder andere Diät gemacht oder durch einen besonderen Ernährungsplan das eine oder andere Kilo verloren. Oftmals von dem so genannten Jo-Jo-Effekt begleitet sind es mittlerweile jede Menge an Abnehmtipps und Diätplänen, welche den Hauptbestandteil von Zeitschriften oder auch von Internetanzeigen oder Werbezeiten im TV ausmachen.

Mit Sicherheit ist es nicht notwendig, Ihnen etwas von gesunder Ernährung und ausreichend Bewegung zu erzählen, denn das sind Fakten, die heutzutage zur Allgemeinbildung gehören. Auch ein ausgewogener Ernährungsplan ist der Einfachheit halber im Netz nachzulesen. Doch in vielen Fällen werden zwar die theoretischen Hinweise und Tipps ausführlich beschrieben, was aber wirklich in den Tagen einer Abnehmkur oder Diät passiert, erfahren interessierte Leser nur in den seltensten Fällen. Aus diesem Grund habe ich meinen persönlichen Test mit den immer beliebter werdenden Smoothies in einem Tagebuch festgehalten. Auch wenn diese Notizen anfänglich nur für mich gedacht waren, um für mich selbst einen Fortschritt festhalten zu können, so halte ich sie doch für interessant genug, diese Aufzeichnungen nun der breiten Öffentlichkeit zugänglich zu machen. Denn ich denke, vieles von dem, was mir durch Kopf und Körper dabei ging, ist Ihnen nicht unbekannt.

Dieses E-Book zeigt Ihnen meinen ganz persönlichen Weg durch die Zeit des Abnehmens mit Smoothies. Meine Erfahrungen, meine Bedenken, meine Tiefpunkte und auch meine Resultate sollen Sie zum einen darin bestärken, weiterzumachen und zum anderen das Wissen rund um Smoothies als alternative Diät nahezubringen, mit der Sie garantiert bis zu 10 Kilo in 14 Tagen abnehmen.

Ich wünsche Ihnen an dieser Stelle nicht nur viel Spaß beim Lesen, sondern in jedem Fall viel Erfolg bei Ihrem eigenen Weg in ein leichteres Leben.

Inhaltsangabe

Wissenswertes über Smoothies

Smoothies sind nicht für all jene eine ansprechende Alternative, die mit Gemüse und Ko auf Kriegsfuß stehen. Auch und vor allem für alle die unter Ihnen, die über einen gesunden Weg zum Abnehmen nachdenken, bieten Smoothies alles an Vitaminen, Mineralstoffen und Spurenelementen, die der Körper benötigt, um den Stoffwechsel auf natürliche Weise anzukurbeln und in Gang zu halten.

Mögliche Zutaten, um mit Smoothies abzunehmen oder auch, um Muskeln aufzubauen

Grundsätzlich kann man alle Gemüse- und Obstsorten zu Smoothies verarbeiten. Ganz nach dem persönlichen Geschmack kann man beispielsweise Äpfel, Bananen, Kiwis, Orangen mit Tomaten, Gurken, Karotten und Salat mischen. Auch Kräuter wie zum Beispiel Petersilie, Möhrenkraut und auch wilde Kräuter, zu denen unter anderem Sauerampfer, Löwenzahn und auch Lungenkraut gehören, können den leckeren Smoothies beigemischt werden.

Obst: Frisches Obst oder auch Obst aus der Tiefkühltruhe ist ein sehr wesentlicher Bestandteil von Smoothies. Es enthält neben wichtigen Vitaminen, Mineralien und Ballaststoffen auch Glucose und Fruchtzucker. Dies alles wird vom Körper schnell aufgenommen und verwertet. Sehr beliebt für Smoothies sind Obstsorten wie beispielsweise Erdbeeren, Mangos, Bananen, Heidelbeeren und Ananas.

Grünes Gemüse: Das grüne Gemüse enthält besonders viele Mineralstoffe wie zum Beispiel Natrium und Kalium, die vor allem in den zellulären Körperfunktionen eine wichtige Rolle spielen. Doch auch viele der lebenswichtigen Vitamine sind darin enthalten.
Am besten eignen sich zarte Blattgemüse für die Verarbeitung zu Smoothies. Doch auch pulverisiertes Gemüse, wie beispielsweise Weizengras lassen sich gut den Smoothies beimischen.

Proteinpulver: Wer eine Diät durchführt, muss unbedingt darauf achten, dass es zu keinem Mangel an Eiweißen kommt. Um dem entgegenzuwirken, kann man Proteinpulver in die Smoothies mengen. Aber auch das Beimischen von Wildkräutern und grünem Blattgemüse kann dem Eiweißmangel durch den hohen Proteingehalt entgegenwirken.
Durch das Beimengen von Proteinpulver wird der Muskelaufbau unterstützt und die Fettverbrennung angekurbelt. Außerdem sind Smoothies mit beigemischtem Proteinpulver besonders sättigend und können daher problemlos als Ersatzmahlzeit eingenommen werden.

Basisflüssigkeiten: Man kann neben Wasser und Obstsäften durchaus auch Tee oder Milch als Basisflüssigkeit verwenden. Der Vorteil bei verschiedenen Teesorten liegt vor allem darin, dass sie den Stoffwechsel vorantreiben und somit die Fettverbrennung besser unterstützen, wie beispielsweise Fruchtsaft.
Bei Milch als Basisflüssigkeit sollte besonders bei einer Diät

auf den Fettgehalt geachtet werden. Obst- und Fruchtsäfte haben den Nachteil, dass sie unter Umständen zu viel Zucker, Zuckerersatz oder auch Fruchtzucker enthalten. Eine gute Alternative können hier aber auch Gemüsesäfte sein.

Gesunde Fette: Smoothies enthalten in der Regel einen relativ hohen Prozentsatz an verschiedenen Vitaminen, wie zum Beispiel Vitamin A und E, die zum Großteil fettlösend wirken. Damit der Körper diese Vitamine besser aufnehmen kann, ist es immer sinnvoll, auch gesunde Fette beizumengen. Diese finden sich unter anderem in Samen und Nüssen.

Besonderer Tipp – Chia Samen: Diese Samen unter die Smoothies gemischt, garantiert ein langanhaltendes Sättigungsgefühl, da diese Zutat in Kombination mit Flüssigkeit die Eigenschaft besitzt, zu einem dicken Brei aufzuquellen. Außerdem sind sie sehr reich an Ballaststoffen, senken den Blutzuckerspiegel und hemmen die Fettspeicherung im Körper.

Man benötigt zur eigenen Herstellung von Smoothies nur ein Messer zum Schneiden der Früchte und des Gemüses sowie einen leistungsstarken Standmixer. Für das erste Ausprobieren ist aber durchaus auch ein guter Pürier Aufsatz für das Handmixgerät hilfreich. Um den Obst- und Gemüsebrei trinkbar zu machen, wird Saft, Wasser oder auch Tee beigemischt. Abgefüllt in verschließbare Glasflaschen, lassen sich Smoothies im Kühlschrank durchaus 1 bis 2 Tage aufbewahren.

Die Funktionsweise von Smoothies beim Abnehmen

Wenn Sie mit Hilfe von Smoothies abnehmen wollen, so empfiehlt es sich, das Frühstück und das Abendessen durch einen Smoothie zu ersetzen. Die Smoothies sind sehr nahrhaft und machen richtig satt. Wer aber zusätzlich Ballaststoffe zum Beispiel in den morgendlichen Smoothie mischen will, der kann ohne weiteres feine Haferflocken oder Dinkelflocken beimischen. Auch Naturjoghurt im Smoothie ist denkbar. Hier ist aber auf den Säuregehalt des pürierten Obstes zu achten. Unter Umständen ist so ein Smoothie nicht so lange haltbar, wie jene, die aus reinem Gemüse oder Obst bestehen.

Natürlich können Sie Ihre Ernährung auch komplett auf Smoothies umstellen. In Verbindung mit ein wenig mehr an Bewegung lassen sich so in recht kurzer Zeit viele Pfunde verlieren. Doch bedenken Sie gerade zu Beginn der Smoothie Diät, dass sich Ihr Körper auf die neuen Begebenheiten erst einstellen muss.

Nach relativ kurzer Zeit jedoch ist genau der Punkt erreicht, wo Ihr Körper sich nach genau dieser Art der Ernährung sehnen wird. Denn anstatt sich mit Zucker und fetthaltigen Speisen und deren Verdauung zu stressen, wird Ihr Körper sich um die wirklich wichtigen Dinge kümmern und sich mit den Fettreserven beschäftigen. Das bedeutet für Sie: Ihr Körper beginnt mit einer über Jahre entstandenen Entgiftung des gesamten Organismus und Sie haben dabei nicht einmal Hunger oder Mangelerscheinungen.

Aus gesundheitlicher Sicht ist ein Abnehmprogramm mit Smoothies immer besser als einseitige Diätkuren, die oftmals nicht alle wichtigen Mineralstoffe und Vitamine liefern. Hinzu kommt der Vorteil, mit nur ein bis zwei Smoothies am Tag den Tagesbedarf an Obst und Gemüse sowie den darin enthaltenen Grundstoffen zu decken.

Bezüglich der umfassenden Gesundheit ist aber gerade bei dem alltäglichen Verzehr von Smoothies darauf zu achten, dass man vorher die Zähne gründlich putzt. Der Grund dafür liegt in dem sehr konzentrierten Säure- und Fruchtzuckergehalt in den verarbeiteten Früchten, welcher die Zähne und insbesondere den Zahnschmelz stark angreift. Daher ist ein Zähneputzen nach dem trinken eines Smoothies unter Umständen viel gefährlicher, da die Zähne durch den Genuss der Powerdrinks stark angegriffen und der Zahnschmelz geschwächt ist.

Grüne Smoothies sind die Porsche unter den Powerdrinks

Man nennt diese speziellen Powerdrinks auf Grund ihrer farblichen Konsistenz so, denn in ihnen wird sehr viel Pflanzengrün verarbeitet. Wirsingblätter, Löwenzahn, Spinat oder auch Wildkräuter werden zu einem ganz besonders vitalstoffreichen Smoothie. Grüne Smoothies sind diejenigen Powerdrinks, die mindestens einmal am Tag auf dem Ernährungsplan stehen sollten, denn sie enthalten neben den Vitaminen und Vitalstoffen auch reichlich Proteine und Ballaststoffe.

Durch die Verarbeitung im Mixer sind grüne Smoothies besonders bekömmlich, da dadurch die Zellulosewände des pflanzengrün aufgebrochen werden. Damit hat unser Verdauungssystem weniger zu tun und wir können die im Pflanzengrün enthaltenen Mineralien besonders gut aufnehmen.

Ein weiterer sehr gesunder Aspekt bei den grünen Smoothies ist aber auch die Eigenschaft von diesen farblich intensiven Powerdrinks, den Säure-Basen-Haushalt wieder ins Gleichgewicht zu bringen. Denn grüne Smoothies sind basenbildend und können so unserem täglichen Genuss von Kaffee, Zucker und tierischen Eiweißen entgegenwirken, denn gerade diese für uns alltäglichen Dinge sind es, die unseren Körper übersäuern.

Selbst hergestellte Smoothies vs. Gekauften Smoothies

Natürlich kann man es sich auch besonders leicht machen und einen Smoothie im Supermarkt kaufen. Doch wissenschaftliche Studien und Tests der Stiftung Warentest haben nachgewiesen, dass die industriell hergestellten Smoothies über einen großen Anteil an Zuckerzusatz verfügen. Hinzu kommt, dass nicht immer das drin ist, was drauf steht. Doch der wirklich entscheidende Nachteil von industriell hergestellten Smoothies liegt in deren Haltbarmachung. Da diese Smoothies natürlich nicht nur einen Tag im Regal stehen werden, müssen sie eine längere Haltbarkeit aufweisen, als jene, wir uns selbst herstellen. Zu diesem Zweck werden sie erhitzt und damit gehen viele der wichtigen Nährstoffe kaputt.

Mein Tagebuch

Tag 1 – Meine ersten Annäherungsversuche

Da steht man in der Mitte seines Lebens und nimmt stetig und kontinuierlich Gramm für Gramm zu, ohne dass man etwas an seiner Ernährung umgestellt hätte. Irgendwie macht mir diese Erkenntnis nun schon seit Tagen das Leben im wahrsten Sinne des Wortes schwer. Da stellen sich zunächst einmal die Fragen, woran das liegen möge? In meinem Fall war die Ursache schnell gefunden, denn im Gegensatz zu früheren Jahren hatte ich nun eine Arbeit, die mich mehr als 8 Stunden täglich an den Schreibtisch fesselte. Wo ich vor einigen Jahren noch tagtäglich in genau der gleichen Arbeitszeit fast unaufhörlich zu Fuß unterwegs war, waren nun seit einigen Monaten nur noch die Finger und der Geist tagtäglich ausreichend in Bewegung. Nun und den inneren Schweinehund dergestalt zu überwinden, dass man sich am Abend noch in den Jogginganzug wirft und eine Runde um den Block dreht, ist nicht immer so leicht. Nun aber stehe ich am Anfang einer neuen Methode: Abnehmen mit Smoothies. Ich bin gespannt, wie es verläuft in den nächsten 14 Tagen. Natürlich freue ich mich auch darauf, etwas Neues auszuprobieren, was nicht nur meinen Geschmacksnerven entgegenkommt, sondern offenbar auch auf ziemlich bequeme Art und Weise selbst in einen ausgefüllten Tagesplan passt.

Fast den ganzen Tag habe ich heute alles gelesen, was ich über das Thema Smoothies finden konnte. Ich weiß nun, dass der Begriff bereits 1904 in den USA gebräuchlich war, damals aber damit eine redegewandte Person mit guten Manieren bezeichnete. In den 1920er Jahren gab es dann die ersten Saftbars in den Vereinigten Staaten, die aber noch lange nicht die uns allen bekannten heutigen Smoothies anboten. Das kam erst sehr viel später.

Doch ich wollte natürlich auch wissen, was die Smoothies von heute eigentlich sind. Im Grunde ist ein Smoothie nichts anderes, als ein Püree, welches aus Früchten und Gemüse gemacht wird und dem noch Fruchtsäfte oder Wasser hinzugegeben wird. In den Anfängen der Smoothies waren diese nur in Saftbars zu finden. Heute jedoch kann man sie auch bei uns in gut sortierten Supermärkten kaufen. Doch für mich ist es interessanter, mir meine eigenen Smoothies ganz nach meinen Vorstellungen herzustellen.

Ich habe auch gelesen, dass man in einen Smoothie praktisch alles an Obst und Gemüse verarbeiten kann, was der eigene Kühlschrank hergibt oder wonach einem der geschmackliche Sinn steht.

Was ich persönlich sehr praktisch finde, ist die tägliche Portion an Obst und Gemüse, die man sich zwischendrin eben mal schnell zuführen kann. Denn gerade bei meinem vollen Terminkalender ist es ganz häufig so, dass ich nicht wirklich Zeit habe, einen Apfel oder eine Orange zwischendrin zu essen. Dazu müsste ich mir das Ganze mundgerecht vorbereiten, damit ich es in den kleinen Pausen essen kann. Und natürlich ist es auch immer so eine Sache, wenn man einmal davon ausgeht, was man alles an verschiedenen

Früchten und Gemüsesorten über den Tag verteilt essen sollte, um den Nährstoff- und Vitaminbedarf zu decken. So viel Zeit habe ich einfach nicht.

Also werde ich mein neuangelesenes Wissen in die Tat umsetzen und mir mit den vielseitigen Smoothies nicht nur alles zuführen, was mein Körper tagtäglich braucht, sondern auch das eine oder andere Pfund verlieren. Denn die dickflüssigen Powerdrinks haben so ziemlich alles in sich, was man am Tag braucht, um beispielsweise auch den kleinen Hunger zwischendurch zu stillen. Denn wenn man die richtige Mischung aus Frucht- oder Gemüsepüree und Saft oder Wasser beachtet, ist ein Smoothie nicht nur samtig weich, sondern auch sättigend. Zumindest vorübergehend. Perfekt für mich!

Nachdem ich mich also heute mit allen wichtigen Informationen zum Thema Smoothie versorgt hatte, habe ich meinen Kühlschrank inspiziert. Da lag noch eine Banane, die schon die ersten Flecken bekam, eine halbe Pampelmuse vom vergangenen Abend sowie eine kleine Tomate und ein Stück Gurke von meinem letzten Salat. Ich habe alles von der Schale befreit, wobei ich bei der Gurke nur grob geschält habe. Dann habe ich alles in Stücke geschnitten und in einer Rührschüssel gegeben. Mit dem Handmixer und dem Pürier Aufsatz ging ich den Frucht- und Gemüsestücken an den Kragen. Recht schnell entstand so ein Brei, der sehr intensiv nach den Zutaten roch. Nun gut, ich hätte diesen Brei auch mit dem Löffel essen können, doch ich wollte mir ja meinen ersten Smoothie kredenzen. Also gab ich noch einen Schuss Orangensaft hinzu, damit das Ganze trinkbar wurde. Vorsichtig kostete ich mein Erstlingswerk. Die würzige Tomate stach etwas hervor, das war aber nicht unangenehm. Die Banane hatte das ganze sehr weich, ja fast schon cremig im Geschmack werden lassen, wohingegen die Gurke ihren wässrigen Geschmack beimischte. Von dem beigefügten Orangensaft schmeckte ich nicht allzu viel und die Pampelmuse kam nur ab und an durch ihre Bitterstoffe zum Vorschein. Alles in Allem aber war ich mit dem ersten Glas Smoothie aus eigener Produktion sehr zufrieden.

Wenn ich also mit solcher trinkfertigen Leckerei einige Kilo abnehmen kann – nur zu! Ich bin dabei!

Rezept für den ersten Tag:

1 reife Banane

½ Pampelmuse

1 kleine Tomate

1 Salatgurke

Zubereitung:

Die Banane schälen und in das Mixgerät geben.

Die Pampelmuse schälen und zur Banane geben.

Die Salatgurke und die Tomate zugeben.

Alle Zutaten cremig mixen und ggf. etwas Wasser zugeben.

Tag 2 – Die ersten körperlichen Reaktionen

Nachdem ich gestern meinen ersten eigenen Smoothie getrunken hatte, bin ich heute mit einer ganz neuen Sicht auf die Dinge durch die Obst- und Gemüseabteilung im Supermarkt gegangen. Von allem ein bisschen habe ich nun in meinem Kühlschrank und denke gerade über die nächste Zusammensetzung nach. Irgendwie denke ich, müsste man es sich vielleicht aufschreiben, was man in den Smoothie getan hat. Doch dann denke ich mir wieder, dass es wahrscheinlich egal ist, solange es nicht immer das Gleiche ist. Abwechslung ist genau mein Ding. Und bis man alle Obst- und Gemüsesorten durchgemischt hat, vergehen mit Sicherheit viele Wochen, wenn nicht gar Monate.

Nach dem Smoothie von gestern Nachmittag habe ich bemerkt, dass ich den restlichen Tag kein Verlangen nach etwas Süßem hatte und auch nicht wie sonst hin und wieder in die Keksdose gelangt habe. Aber gut, das kann auch Zufall gewesen sein. Das werde ich in den nächsten Tagen noch herausfinden, indem ich mich genau beobachte. Dafür ist ja dieses Tagebuch gedacht.

Was sich aber fast augenblicklich bei mir bemerkbar machte, war zum einen der doch etwas aufgeblähte Bauch. Natürlich ist mir bewusst, dass bei der Einnahme von so viel konzentrierter Frucht und Gemüse der Darm auf Hochtouren arbeitet. Zu meinem Glück blieb der Blähbauch nicht allzu lange. Und mein Stuhlgang war heute auch weicher, als in den letzten Tagen. Hierzu muss ich aber auch sagen, dass es bei mir normal ist, dass mein Darm etwas fauler ist, als bei anderen Menschen, denn ich bewege mich ja nicht allzu viel. Auf der anderen Seite habe ich gestern nach dem ersten Smoothie das Gefühl gehabt, dass ich mich besser auf meine Arbeit konzentrieren konnte und danach nicht ganz so abgespannt war, wie an den Tagen zuvor. Also doch Power im Glas so ein Smoothie? Auch das werde ich in den nächsten Tagen genau beobachten. Vielleicht hatte ich ja gestern auch nur einen besonders guten Tag.

Auf alle Fälle werde ich von nun ab jeden Morgen einen Smoothie anstelle des Frühstücks trinken. Mittags möchte ich einen kleinen Smoothie als Dessert zu mir nehmen und am Abend kommt bei mir statt Salat ein Smoothie auf den Tisch, der in der Hauptsache aus Gemüse bestehen wird. Und wenn ich bedenke, dass ein Liter Smoothie gerade einmal 250 bis 400 Kalorien in sich trägt, kann ich mir einen baldigen Erfolg ausrechnen.

Rezept für den zweiten Tag:

180 - 200 Gramm roten Salat
180 - 200 Gramm grünen Salat
50 Gramm Stangensellerie
200 Gramm Fenchel
300 Gramm Äpfel
40 Gramm Zitrone oder Limette
Ein Stück geschälten Ingwer

Zubereitung:

Entfernen Sie von den beiden Salaten jeweils den Strunk.

Halbieren Sie den Sellerie und geben Sie die Stangen des Selleries in den Mixer.

Entfernen Sie das Kerngehäuse der Äpfel und geben Sie die Zitrone (Limete) und den Ingwer hinzu und mixen Sie alle Zutaten zu einem Smoothie.

Achten Sie darauf zuerst, den Salat in den Mixer zu geben und auf den Salat die anderen schwereren Zutaten.

Tag 3 – Meine neuesten Entdeckungen

Neben meiner offensichtlich besseren Verdauung kann ich nun doch davon ausgehen, dass mir die täglichen Smoothies aus eigener Herstellung nicht nur mehr Power geben, sondern meine Leistungsfähigkeit und meine Konzentration eindeutig besser geworden sind. Grundlegend fühle ich mich mittlerweile den ganzen Tag über vitaler.

Die bedeutend bessere, und wie ich meine auch schnellere Verdauung gibt mir das Gefühl, dass sich mein Körper Stück für Stück von allen unbemerkt angesammelten Giften befreit. Eigentlich ist so eine Smoothie Kur genau das Richtige für Menschen, die ihren Körper einmal im Jahr entgiften und entschlacken wollen. Soweit ich aus den Erfahrungsberichten von anderen bekennenden Smoothie Anhängern weiß, sind die Powerdrinks auch nach der Abnehmphase ideal, um das Gewicht zu halten. Und wenn ich bedenke, wie schnell sich das bei mir mit dem Entgiften schon bemerkbar macht, kann ich mir gut vorstellen, dass sich bei regelmäßigem Verzehr von Smoothies gar nicht erst so viele Gifte ansammeln, die wir täglich durch tierische Fette und Eiweiße zum Beispiel zu uns nehmen.

Allerdings habe ich mit meinen ersten Smoothies am Morgen nicht wirklich ein lang anhaltendes Sättigungsgefühl. Zwar länger, als wenn ich minimalistisch mit Joghurt und einer Scheibe Brot frühstücke, doch definitiv nicht so lange, dass mir ein morgendlicher Drink reicht. In der Regel frühstücke ich mit meinen Kindern gegen 6 Uhr. Und meist ist es dann gegen halb zehn soweit, dass mein Magen nach einer kleinen

Zwischenmahlzeit verlangt. Doch da ich nun schon seit längerer Zeit versuche, einige Pfunde zu verlieren, habe ich in den letzten Wochen diese Zwischenmahlzeit durch einen warmen Tee versucht zu ersetzen. Aber so richtig funktioniert das meiner Meinung nach nicht. Denn bei meiner vorwiegend geistigen Tätigkeit, macht sich dieses verringerte Essen auch in der Leistungsfähigkeit bemerkbar. Nicht umsonst hat schon meine Oma immer gesagt, dass ein gutes Frühstück auch dem Gehirn genug Power für den Tag gibt.

Da mir also ein erfrischender Smoothie mit Obst zum beispiel nicht lange genug vorhält, muss ich einen anderen Weg finden, um auch mein Gehirn am Vormittag bei Laune zu halten. Also werde ich ab sofort am Morgen dazu übergehen, dem Püree aus Obst und Gemüse nicht nur Saft beizumischen, sondern auch feine Haferflocken oder Dinkelflocken aus dem Reformhaus. Damit umgehe ich eine Heißhunger Attacke am Vormittag und ich kann die vitaminreichen Powerdrinks auch mit ausreichend Ballaststoffen anreichern.

Die Vorbereitungen für die Herstellung meiner Smoothies beschränken sich auf einige Minuten. Die Zutaten sind schnell gewaschen, geschält, entkernt und klein geschnitten, bevor ich sie in der Schüssel püriere. Wenn ich das mit der Zubereitung von einem herkömmlichen Frühstück vergleiche, so würde ich sagen, dass es genauso wenig oder ebenso viel Zeit in Anspruch nimmt. Was definitiv schneller geht, ist der Verzehr der Smoothies, denn kauen braucht man nicht wirklich. Und auch wenn ich etwas dagegen habe, dass man im Stehen frühstückt oder seine Mahlzeit zu sich nimmt, so neige ich doch bei meinem Smoothie Frühstück dazu, gleich im Stand neben meiner Rührschüssel den Smoothie zu genießen.

Doch ich habe noch etwas anderes herausgefunden: Ich kann in meine Smoothies wirklich alles geben. Früher habe ich beispielsweise das Möhrenkraut oder auch die Blätter vom Sellerie und von Kohlrabi weggeworfen oder dem Hasen meiner Tochter in den Futternapf gelegt. Nun wandern nur noch wenige Kräuterstängel und Gemüseblätter in dessen Fressnapf. Ich habe nämlich herausgefunden, dass ich damit meine Frucht-Smoothies nicht nur würziger verfeinern kann, sondern damit auch noch jede Menge an Proteinen zu mir nehmen kann. Grüne Smoothies nennt man im Übrigen all jene Powerdrinks, in denen Kräuter oder eben das Grünzeugs von Gemüsesorten oder Kohlblätter mit verarbeitet wurden. Damit hat man eine regelrechte kleine Mahlzeit in flüssiger Form.

Bei den grünen Smoothies kommt außerdem der Vorteil hinzu, dass man mit den entsprechenden Kräutern die eigenen Blähungen gut beeinflussen kann. Petersilie zum Beispiel regt die Verdauung so an, dass sie schneller vonstattengeht und damit weniger Gase im Darm entstehen können.

Irgendwie fühle ich mich seit Beginn meiner Smoothie-Diät nicht nur rundherum pudelwohl, sondern habe plötzlich auch wieder jede Menge Energie, um selbst große Projekte schnell in Angriff zu nehmen und durchzuziehen. Ich war ja noch nie wirklich ein Müßiggänger, sondern habe schon immer meinen Tag effektiv genutzt. Doch auch hochmotivierte und arbeitsbegeisterte Menschen wie ich sind ihrem eigenen Biorhythmus unterlegen. Und es ist nicht nur bei mir so, dass man die Energie aus der Nahrung zieht und sobald diese aufgebraucht ist eben ein Tiefpunkt kommt. Seit ich aber mit meiner Smoothie Diät begonnen habe, muss ich sagen, dass diese Tiefpunkte immer noch da sind, sich aber nun nicht mehr blockierend auf meine Tagesleistung auswirkt. Vor allem merke ich das am Ende eines Tages, wenn ich meinen Tagesplaner aufschlage und die erledigten Aufträge und Aufgaben abhaken kann. Auch wenn ich nicht mehr Zeit in meine Arbeit investiere, komme ich doch schneller durch. Meine Gedanken sind fokussierter. Und die kreativen Hirnaktivitäten sind nicht mehr nur angepeilte Punkte, sondern sprudeln wie von selbst.

Meine Familie ist im Übrigen auch immer öfter dazu bereit, einen von meinen Smoothies einmal auszuprobieren. Zwar steht bei ihnen weniger das Abnehmen im Vordergrund, doch geschmacklich kann ich sie jeden Tag ein Stückchen mehr davon überzeugen, dass es nicht Schlimmes ist, was ich da Tag für Tag mit dem Pürierstab bearbeite. Und natürlich bemerken auch sie, dass ich plötzlich wieder energiegeladen ans Tagwerk gehe.

Ich für mich habe aber auf dem Plan, dass ich beispielsweise meinem Mann, der den Hasen nicht das Futter wegessen will und ein Steak dem beigefügten Gemüse rigoros vorzieht, hin und wieder das auch für ihn gesunde Gemüse in trinkbarer

Form vorsetze. Solange es ihm schmeckt, muss ich ihm ja nicht alle Zutaten nennen. Bei meinen Kindern ist es nicht viel anders. Sobald die Karotte auf dem Teller liegt, wird es nur mit Widerwillen gegessen. Doch in einem Smoothie haben sie schon des Öfteren genau das Gemüse zu sich genommen, ohne Schweißausbrüche zu bekommen. Echt eine gute Erfindung, diese Smoothies.

Ich habe aber bei meinen Einkäufen auch entdeckt, dass die kaufbaren Smoothies ziemlich preisintensiv sind. Und die meisten sind mit vielen Zusatzstoffen versetzt, von denen ich nicht überzeugt bin, dass sie meinen Plänen zum natürlichen und gesunden Abnehmen wirklich zuträglich sind. In meine eigenen Smoothies kommt zum Beispiel kein Zucker oder dergleichen. Sobald ich Früchte verarbeite, habe ich ohnehin genug Fruchtzucker drinnen. Und diejenigen Smoothies, die ich als Salatersatz zu mir nehme, brauchen keinen süßen Beigeschmack. Auf einen Salat streue ich ja auch keinen Zucker.

Ich habe mir auch diejenigen Zutaten aufgeschrieben, die relativ wenig Zucker enthalten. So bemühe ich mich immer, die besonders süßen Obstsorten mit Gurke, Zitrone, Ingwer, Spinat, Salat, Kohl oder auch anderes Blattgemüse zu mischen, damit ich den Fruchtzuckergehalt auf dem niedrigsten Level halten kann. Und einmal abgesehen davon, dass meine eigenen Smoothies damit sehr wenig Zucker enthalten, ist es durchaus ein erfrischendes Geschmackserlebnis, wenn man beispielsweise eine süße und saftige Birne mit Zitrone und Gurke ergänzt.

Rezept für den dritten Tag:

Zutaten:

2 Birnen

2 Salatgurken

½ Feldsalat

½ geschälte Zitrone

Zubereitung:

Schälen Sie die Birne und geben Sie die beiden Stücke in den Mixer.

Die Zitrone halbieren und eine Hälfte schälen und in den Mixer geben.

Die beiden Salatgurken vierteln und in den Mixer geben.

Den halben Kopf Feldsalat kurz abwaschen und dann zu den anderen Zutaten geben.

Alle Zutaten zu einem cremigen Smoothie mixen.

Tag 4 – Die Erweiterung meines „Fuhrparks“

Nun bin ich schon seit einigen Tagen dabei, mein Gewicht mit gesunden und selbst hergestellten Smoothies zu dezimieren. Und immer noch bin ich hellauf begeistert von den Möglichkeiten, die sich nun plötzlich für mich und meinen Speiseplan ergeben. Nachdem ich meine Tagesration hergestellt habe, spüle ich den Pürier Aufsatz unter heißem Wasser ab und stelle ihn wieder neben den Toaster. Immer griffbereit also. Doch irgendwie macht es für mich immer weniger Sinn, meine Smoothies mit Hilfe dieses handlichen Küchengerätes herzustellen. Denn die in der Schüssel befindliche Mixtur muss dann immer umgefüllt werden. Und oftmals verschütte ich wertvolle Tropfen des gesunden Powerdrinks, der bei mir nun zum täglichen Brot gehört.

Und bei härteren Gemüsesorten oder auch bei Gemüseblättern und Kräutern habe ich nun schon des Öfteren bemerkt, dass der Pürier Aufsatz nicht genug Power hat, alles wirklich optimal zu zerkleinern. Natürlich ist es kein Problem, wenn im Smoothie sich das eine oder andere Obst- und Gemüsestückchen befindet. Doch gerade bei Blattspinat oder Wirsingblättern oder Salat ist es eher ungünstig. Da bleibt dann schon mal was im Rachen kleben oder man neigt dazu, sich zu verschlucken.

Auf der Suche nach einer besseren Möglichkeit meine Smoothies herzustellen war ich heute in der Stadt und habe mir einen leistungsfähigen Standmixer gekauft. Damit kann ich nun meine Powerdrinks einfacher herstellen und vor allem problemlos umfüllen. Hinzu kommt der Vorteil, der gerade bei einer Smoothie Diät nicht ganz unwesentlich ist, dass wirklich alles gut zerkleinert wird und die Pflanzenzellen im Blattgemüse gut aufgespalten wird, was gerade bei der Verdauung sehr nützlich ist.

Auch habe ich mir angewöhnt, gleich am frühen Morgen meine verschiedenen Smoothies herzustellen. Danach fülle ich sie in Glasflaschen mit Schraub- oder Porzellanverschluss um und stelle sie in den Kühlschrank. Damit haben auch meine Kinder und mein Mann jederzeit die Möglichkeit, sich an den gesunden Leckereien gütlich zu tun. Außerdem habe ich festgestellt, dass ich mir damit einiges an Zeit spare, wenn ich nicht für jeden Drink extra die Zutaten kleinschneiden und pürieren muss. Und nun mit meiner neuesten Errungenschaft kann ich einfach den Aufsatz des Standmixers abnehmen und über den schlanken Ausguss in die Flaschen umfüllen.

Mittlerweile habe ich auch ausgetestet, wie sich die Smoothies verhalten, wenn ich sie länger als einen Tag im Kühlschrank belasse. Es ist beispielsweise kein Problem, wenn ich einmal etwas mehr herstelle, weil vielleicht das Obst wegmusste. Doch ich muss sagen, dass die frische Farbe schnell nachlässt. Also kann es sein, dass der Smoothie mit Äpfeln und Bananen vom Vortag eine leicht gräuliche Farbe annimmt. Man kann sich das ähnlich vorstellen, wie wenn man einen Apfel reibt.

Auch setzt sich die Flüssigkeit oben ab. Doch um immer wirklich alle Zutaten im Glas zu haben, muss man ähnlich wie bei einem gekauften Fruchtnektar die Flasche kurz schütteln, bevor man sich ein Glas einschenkt. Geschmacklich sind die Smoothies aber auch am nächsten Tag noch sehr gut.

Rezepte für den fünften Tag:

Spinat-Grünkohl Smoothies

750 ml heißes Wasser

250 Gramm TK Spinat. Sollten Sie frischen Spinat nutzen, dann bitte 750 ml kaltes Wasser anstelle des o. g. heißen Wassers zugeben.

150 Gramm Grünkohl

2-3 EL Leinsamenschrot oder Chiasamen

1 rote und grüne Paprika

5-6 Tomaten

4 gelbe Rüben

Zubereitung:

Die Samen in einem halbes Glas Wasser einweichen lassen.

Das heiße Wasser in den Mixer geben.

Alle TK Zutaten in den Mixer geben.

Die eingeweichten Samen in den Mixer geben.

Die Paprika entkernen.

Die gelben Rüben vierteln und in den Mixer geben.

Alle anderen Zutaten in den Mixer geben und vermixen.

Grüner Anasassmoothie

300 Gramm Ananas

2 kleine Bananen

200 ml stilles Wasser

100 Gramm Radieschen

80-90 Gramm Kopfsalat

3 EL frisch gepresster Zitronensaft

1 EL Leinöl

Zubereitung:

Die Ananas schälen und in grobe Scheiben schneiden.

Die Bananen schälen.

Den Strunk des Kopfsalates entfernen.

Alle Zutaten in den Mixer geben und zu einem Smoothie mixen.

Tag 5 – Erste spürbare Erfolge

Wow! Ich bin total begeistert. Seit Tagen nun ersetze ich mein Frühstück mit einem Smoothie, in dem ich Obst und Gemüse sowie feine Haferflocken verarbeite. Und am Abend besteht meine Mahlzeit aus einem weiteren Smoothie, in den dann aber nur Gurken, Tomaten, Salat und Kräuter wandern. Hin und wieder mische ich da auch noch ein bisschen Frischkäse unter. Und heute nun habe ich meine Hose angezogen und bemerkt, dass ich den Gürtel wieder enger schnallen kann. Juchu! Da ich es nicht so ganz glauben konnte, bin ich sofort auf die Waage gestiegen und habe tatsächlich knapp 3 Kilo abgenommen. Das ist mal ein gutes Gefühl.

Das Schöne daran ist, dass ich weder Hunger verspüre noch das Gefühl habe, dass mir irgendetwas Wichtiges fehlt bei den jeweiligen Mahlzeiten. Energiegeladen gehe ich in den Tag und bin unglaublich ausgeglichen. Selbst wenn wie gestern Nachmittag meine Tochter mit einer schlechten Note nach Hause kommt.

Im Grunde sind Smoothies regelrechte Muntermacher und geben auch der Seele alles Gute aus der Natur. Vergleichbar ist das Wohlgefühl ähnlich dem guten Gefühl, welches sich einstellt, wenn man die ersten warmen Sonnenstrahlen im Frühjahr tankt. Wenn die ersten Tage im Frühling dazu locken, sich an der frischen Luft zu bewegen, ist man nach einem ausgedehnten Spaziergang oder der ersten Runde Gartenarbeit auch hochmotiviert und glücklich.

Zu Belohnung werde ich heute in den weiter entfernt liegenden Supermarkt fahren, um mir unter dem großen Angebot an frischen Obst und Gemüse die Zutaten zu holen, die neue Variationen in meine Smoothie-Produktion bringen. Auf dem Rückweg werde ich noch im Kräutergarten der hiesigen Landfrauen vorbeifahren und mir kleine Kräutertöpfchen für die Küchenbank holen.

Begeistert habe ich meiner Freundin von meinem Erfolg erzählt. Die ist nun auch ganz gespannt und möchte zur Verkostung vorbeikommen. Vielleicht sollte ich mir überlegen, ob ich am kommenden Wochenende eine kleine Smoothie-Party schmeiße. Eigentlich eine gute Idee. Auf alle Fälle bin ich unheimlich stolz auf das Ergebnis. So einfach hatte ich mir das Abnehmen nicht vorgestellt.

Rezept für den Frühstückssmoothie

Zutaten:

1 Salatgurke

1 Salatkopf

2-3 gelbe Möhren

1 Grapefruit

4 EL Haferflocken

Zubereitung:

Waschen Sie den Salatkopf und geben Sie die Blätter in den Mixer.

Schälen Sie die Grapefruit und geben Sie diese zusammen mit den anderen Zutaten in den Mixer.

Pürieren Sie alle Zutaten zu einem Smoothie.

Rezept für den Abendsmoothie

Italienischer Salat-Gurke Smoothie

Zutaten:

½ Salatkopf

1 Salatgurke

1 Hand voll Basilikum

2 reife Tomaten

Zubereitung:

Waschen Sie den Salatkopf und geben Sie die Blätter in den Mixer.

Waschen Sie das Basilikum und geben Sie es zum Salat in den Mixer.

Geben Sie nun die Gurke in den Mixer.

Waschen Sie die Tomaten und geben Sie diese in den Mixer.

Pürieren Sie alle Zutaten zu einem Smoothie.

Tag 6 – Mit Experimentierfreude mache ich weiter

Nach dem gestrigen Erfolgserlebnis bin ich natürlich nun wieder voll im Smoothie-Fieber. Ich überlege, welche Mixturen ich noch nicht ausprobiert habe. Obwohl ich mir an den ersten Tagen Notizen gemacht habe, welche Mischungen mir am besten geschmeckt haben, bin ich mir heute nicht mehr so ganz sicher, ob ich wirklich schon alles ausprobiert habe.

Also Äpfel, Orangen, Kiwi, Bananen und auch Möhren, Sellerie und Chicorée sind die Zutaten, die ich seit einer Woche immer parat liegen habe.

Im Laufe des Vormittags habe ich mir die Mühe gemacht, und habe aus dem Gedächtnis alle Rezepte aufgeschrieben. Auf einer Liste habe ich mir außerdem notiert, welche Früchte, Gemüsesorten und Kräuter ich mit Saft oder Wasser gemischt habe. Was könnte man denn noch zu einem Smoothie verarbeiten?

Ich denke, die besten Anregungen finde ich auf dem Markt und im Supermarkt. Also habe ich mir den Einkaufskorb genommen und bin erst zum Markt und dann in den Supermarkt gegangen. Um meinen Smoothies mal eine etwas andere Geschmacksrichtung zu geben, habe ich unter anderem Radieschen, Wirsing, eine Schale Heidelbeeren, ein paar Weintrauben und Naturjoghurt gekauft.

Danach habe ich mir neue Smoothies hergestellt und jeden vor dem Abfüllen gekostet. Ich kann gar nicht genau sagen, welcher mir am besten geschmeckt hat. Der mit dem Joghurt zum Beispiel war besonders lecker und sättigend. Ich denke, das ist eine gute Variation für mein Frühstück. Der mit dem Wirsing und den Radieschen ist eher was für den Abend

Nun überlege ich, welche Smoothies wohl am besten bei meiner geplanten Party ankommen könnten. Vielleicht sollte ich alle Zutaten auf den Tisch legen und jeden aussuchen lassen, was er rein haben möchte. Aber ich denke, bei vielen Zutaten werden meine Gäste nicht zugreifen, das sie zum Beispiel Möhrenkraut nicht einmal essen, geschweige denn trinken würden. Vielleicht sollte ich mir auch passende Namen für meine Smoothie Kreationen überlegen. Doch das hat ja auch noch Zeit. Außerdem probiere ich mehrere pro Tag aus, wo ich im Augenblick froh bin, wenn ich am nächsten Tag noch weiß, was genau ich überhaupt hineingetan habe.

Mittlerweile hat sich wohl mein Wunsch nach Gewichtsverlust durch Smoothies zu einer kleinen Wissenschaft entwickelt. Stand am Anfang nur das Abnehmen und der Geschmack im Vordergrund, verwende ich nun mehr und mehr Zeit darauf, über die nächste Mixtur nachzudenken. So gehört unter anderem ein Smoothie zu den nächsten, die ich ausprobieren will, der ähnlich wie eine Portion Traubenzucker gegen Ermüdungserscheinungen wirken soll. Er nennt sich „Glowing Green Smoothie" und gehört zu den so genannten Detox-Smoothies. Das Rezept stammt von Kimberly Snyder.

Zutaten:

1 Kopf Romana-Salat

1 Handvoll Blattspinat

3 – 4 Stangen Sellerie

1 Apfel

1 Birne

1 kleine Banane

Saft einer halben Zitrone

Wasser als Basisflüssigkeit nach Bedarf

Zubereitung:

Waschen Sie alle Zutaten

Banane schälen sowie Apfel und Birne entkernen

Alle Zutaten zerkleinern und im Mixer pürieren

Den Saft der halben Zitrone untermischen

Den Brei mit Wasser auffüllen, bis eine trinkfähige Mixtur entsteht.

Bei Bedarf können auch nach Belieben Eiswürfel zugeben.

Das macht diesen Smoothie besonders an heißen Tagen zu einem erfrischenden Geschmackserlebnis.

Generell habe ich herausgefunden, dass Smoothies durchaus auch leckere Erfrischungsgetränke sein können, wenn man ihnen beispielsweise Eiswürfle und Zitronensaft beimischt.

Für das besondere Dessert kann man den Obst- und Gemüsebrei ohne Basisflüssigkeit nach dem Pürieren in kleine Dessertschalen geben und bis zum Servieren im Kühlschrank aufbewahren. Schön ausgarniert, zum Beispiel mit einer frischen Erdbeere oder aber mit einem Blatt Minze hat man immer einen leckeren Nachtisch.

Für meine Kinder habe ich nun auch ausprobiert, den Obst- und Gemüsebrei ohne Basisflüssigkeit in kleine Eisförmchen zu geben. So kann ich ihnen im Sommer ein kleines Fruchteis servieren, das allerdings mehr als Sorbet zu sehen ist. Denn der Obst- und Gemüsebrei wird auf diese Weise nicht komplett zu Speiseeis. Wenn man natürlich eine Eismaschine hat, kann man natürlich das Püree als Grundlage hernehmen.

Tag 7 – Mein erster Tiefpunkt

Irgendwie ist heute kein guter Tag für mich und meine Smoothies. Grundsätzlich kenne ich es an mir nicht, dass ich derartigen Stimmungsschwankungen unterworfen bin. Und auch wenn sich erste Erfolge einstellen und meine Gier nach neuen Smoothies ungebrochen scheint, habe ich heute noch keinen einzigen Powerdrink hergestellt und getrunken.

Ich überlege, woran es liegen könnte. Nun erst einmal, haben wir heute Morgen alle verschlafen und ich habe die Kinder zur Schule gefahren, weil sie den Bus verpasst hatten. Ich überlege weiter und frage mich, warum ich dann nicht nach meiner Rückkehr den Standmixer angeworfen habe. Nun, irgendwie waren dann tausend andere Dinge zu tun.

Doch wenn ich ehrlich bin, so sind das alles nur Ausreden. Ich spüre, dass mir etwas fehlt. Trotzdem kann ich mich heute nicht aufraffen, mich mit ausreichend Vitaminen zu versorgen. Aber ich merke, dass mein Körper nach frischen Vitaminen schreit. Doch irgendwie ist mir das Zerkleinern der Zutaten heute zu viel. Immer dieses blöde Spülen meines Standmixers und der Flaschen.

Auch spüre ich leichte Zweifel. Im Internet liest man neben all den positiven Erfahrungen immer auch wieder negative Eintragungen in den Foren. Ist die Smoothie Diät vielleicht doch nicht so optimal, wie ich dachte?

Tag 8 – Missmut macht sich breit

Mein Blick in den Kühlschrank sagt mir, dass es heute, wenn überhaupt nur einen Smoothie geben wird, der aus Äpfeln, Gurke und Orangensaft bestehen wird. Grundsätzlich ist das in Ordnung. Doch genau darauf habe ich keine Lust. Nachdem ich in der ganzen letzten Woche von einem Geschmackserlebnis zum nächsten „gesmooth“ bin, die ersten Pfunde gepurzelt sind und meine Leistungsfähigkeit zugenommen hat, bin ich seit gestern an einem Punkt, wo ich keine Lust zum täglichen schnippeln und mixen habe.

Habe ich etwa zu viel Exotisches in den letzten Tagen zu mir genommen? Fehlt mir Abwechslung? Aber eigentlich kann mir an Nährstoffen und Vitaminen gar nichts fehlen, denn in den Smoothies stecken jede Menge davon. Mein Körper ist seit Beginn meiner Smoothie-Kur mit allem Wichtigen versorgt, was sich im Übrigen auch jeden Morgen auf der Toilette bemerkbar macht. Warum also jetzt diese Unlust?

Irgendwie habe ich auch gar keine Lust mehr auf meine angedachte Smoothie-Party. Wenn ich bedenke, wie viele Zutaten ich einkaufen und bereitlegen muss. Dann die ganze Schnippelei.

Im Laufe des Tages habe ich bei mir bemerkt, dass mir etwas fehlt. Kein wirklich sinnvoller und klarer Gedanke setzt sich in meinem Gehirn fest. Unruhig springe ich immer wieder von meiner Arbeit auf. Fast so, als ob man mit dem Rauchen aufhört und sich Entzugserscheinungen breit machen. Immer wieder gehe ich zum Kühlschrank. Ich öffne ihn. Und ich schließe ihn auch wieder, ohne etwas daraus genommen zu haben. Vorhin habe ich mir einen Apfel genommen, ihn gewaschen, nur um ihn dann wieder zurückzulegen. Eigentlich wollte ich herzhaft in die knackige Schale beißen, von der ich weiß, dass sie die meisten und wichtigsten Vitamine für mich bereithält. Und doch konnte und wollte ich ihn dann doch nicht mehr essen.

Das gleiche Verhalten habe ich bei der Tüte mit Gummibären bemerkt. Irgendwie möchte ich etwas naschen oder essen, und doch reizt mich absolut gar nichts von dem, was da ist. Vielleicht weil ich weiß, dass es eine gesündere und bessere Alternative gibt?

Am meisten aber ärgert mich, dass ich eigentlich weiß, dass mir die Smoothies in jeder Hinsicht gut tun. Und doch kann ich mich nicht aufraffen, neue Kreationen zu schaffen. Meine Zweifel stehen im krassen Gegensatz zu meinen bisherigen Beobachtungen und Erfahrungen.

Tag 9 – Warum weiter machen?

Ein neuer Tag in meiner Smoothie Diät, von der ich nun schon dritten Tag Abstand halte. Da habe ich mich schlau gemacht, da habe ich gemixt, habe mir einen neuen Standmixer zugelegt, weiß nun so ziemlich alles über die Powerdrinks, die man Smoothies nennt – und doch bin ich auch heute wieder an dem Punkt, wo ich überlege, ob ich weitermachen soll.

Da es nicht meine Art ist, meine eigenen Fragen unbeantwortet zu lassen, bin ich heute dazu übergegangen, mir einige ernstgemeinte Fragen zu stellen.

Warum habe ich eine gesunde Diät machen wollen?

Weil ich auf einfache und gesunde Art ein paar Pfunde verlieren wollte.

Warum sollte das Ganze mit Smoothies stattfinden?

Weil ich der Meinung war, dass genau diese Zusammensetzung hilfreich ist beim Abnehmen. Immerhin führt man sich gerade in der Abnehmphase mit verschiedenen Smoothies alle wichtigen Mineralstoffe und Vitamine zu, die der Körper nun mal braucht.

Was hat mir die Smoothie Diät bisher gebracht?

Erst einmal jede Menge gute Geschmackserlebnisse. Dann natürlich auch den Erfolg, wirklich einiges an Gewicht verloren zu haben. Und zu guter Letzt ein rundum gesteigertes Wohlbefinden, angefangen von erhöhter

Leistungsfähigkeit und gesteigerter Konzentration bis hin zu mehr Energie.

Hat mich die Zubereitung der Smoothies in irgendeiner Weise in meinem Tagesablauf beeinträchtigt und mir zu viel Zeit genommen?

Nein, hat es nicht. Das Herstellen meiner Smoothies war leicht und schnell erledigt.

Ist die Smoothie Diät mit großem finanziellem Aufwand verbunden?

Nein, absolut nicht. Es sind weder teure Zutaten noch anderes notwendig, um effektiv gesunde Smoothies herzustellen.

Habe ich auf irgendeine Weise Mangelerscheinungen oder negative Nebenwirkungen bei mir feststellen können?

Nein, ganz im Gegenteil, die Nebeneffekte waren positiv zu bewerten. Keine Naschereien mehr zwischendrin. Keine unkontrollierten Fressattacken, da ich kein Hungergefühl unter Tags hatte oder dergleichen.

Warum also aufhören? Oder warum weitermachen?

Eigentlich keine Frage für mich, nachdem ich mir in allen anderen Punkten klar darüber bin, dass es eine gute Sache ist, mit Hilfe von Smoothies abzunehmen.

Tag 10 – Neuer Motivationsschub

Nachdem ich mich gestern mal so richtig ins Gebet genommen habe, bin ich zurück auf Anfang. Naja zumindest fast auf Anfang. Ich denke, jetzt bin ich an dem Punkt, wo ich die ganze Angelegenheit klar strukturiert angehe. Ich bin mir bewusst, was die Smoothies bei mir bewirken. Alles Wissenswerte über die Powerdrinks kenne ich. Und wie sie hergestellt werden und auf was ich achten muss, weiß ich auch. Also auf in die nächste Runde.

Was ich in den letzten drei Tagen massiv bemerkt habe, war zum einen ein Leistungs- und Stimmungsabfall auf der ganzen Linie. Und zum anderen habe ich bemerkt, dass mein Körper nach den gesunden Drinks gelechzt hat. Mir hat einfach etwas gefehlt. Mein Körper hat Nachschub verlangt. Und den soll er nun auch haben.

Ab sofort gehe ich wieder zu meinen morgendlichen und abendlichen Smoothies über, die mir nicht nur alle wichtigen und gesunden Vitamine und Mineralstoffe liefern, sondern auch mein Frühstück beziehungsweise mein Abendessen ersetzen. Für die kleinen Zwischenmahlzeiten am Tag habe ich mir Smoothies hergestellt, die mal mit Joghurt verfeinert wurden und zumeist aus Obst bestehen.

Auch habe ich heute nun endgültig den Termin für meine Smoothie Party am Wochenende bestätigt. Nun habe ich mir eine Liste von möglichen Zutaten zusammengestellt, die ich noch besorgen muss. Ich hoffe, dass das Wetter schön wird, damit wir draußen im Garten die leckeren Powerdrinks genießen können. Vielleicht ist es warm genug, dass wir die Smoothies am Pool trinken können.

Rezept für den Smoothie für Zwischendurch:

Zutaten:

60 Gramm Radieschen

1 Banane

1 reife Kiwi

150 ml frisch gepresster Organgensaft

1 EL frisch gepresster Zitronensaft

50ml stilles Wasser

3-5 EL Jogurth

Zubereitung:

Die Banane schälen.

Die Schale der Kiwi entfernen

Alle Zutaten in den Mixer geben und zu einem Smoothie verarbeiten.

Tag 11 – Auf der Suche nach neuen Rezepten

Die grundlegenden Dinge über Smoothies und deren Herstellung beziehungsweise Zusammensetzung und Wirkung kenne ich nun. Doch da ich immer wieder nach neuen Geschmacksrichtungen suche, bin ich auch immer wieder auf der Suche nach neuen Zutaten. Dabei bin ich darauf gestoßen, dass man auch Wildkräuter wunderbar verwerten kann. Neben Sauerampfer, Löwenzahn und Lungenkraut kann man auch Brennnessel und Giersch verwenden. Die bekommt man natürlich nicht so einfach an der Ladentheke, also wäre wohl ein ausgedehnter Spaziergang richtig, denke ich mir. Ein Blick auf den Kalender sagt mir, dass ich noch drei Tage bis zur Party habe. Doch heute schon auf Sammeltour zu gehen erscheint mir etwas unnütz, weil ich denke, dass man auch die Wildkräuter so frisch wie möglich verwenden sollte. Nun habe ich zwei Möglichkeiten: Entweder ich gehe erst einmal nur für meine Smoothies auf Tour und sammle die Wildkräuter, damit ich die neuen grünen Smoothies ausprobieren kann. Oder aber ich verabrede mich mit meinen Gästen gleich am Ortsrand, wo es genügend Wiesen, Felder und Wälder gibt, wo man die eine oder andere Pflanze sammeln kann. Bei genauerer Überlegung gefallen mir beide Möglichkeiten und ich ziehe los, um am Waldrand nach Sauerampfer und Geißfuß zu suchen. Brennnessel kann ich am Gartenzaun zum Nachbargrundstück finden und das Lungenkraut werden vielleicht die Landfrauen in ihrem Kräutergarten haben. Dort werde ich morgen nachfragen, habe ich beschlossen.

Rezept für Tag 11:

1 Banane

1 Strunk Ananas

1 Tasse Stachelbeeren

1 Handvoll Blattspinat

4 Blätter Salbei

1 Blatt Liebstöckel

8 Blätter Estragon

8 Blätter Ysop

6 Blätter Pfefferminze

Zubereitung:

Pfefferminze, Ysop, Estragon, Liebstöckel und Salbei in den Mixer geben.

Blattspinat und Stachelbeeren zugeben.

Die Ananas schälen und das Fruchtfleisch mit in den Mixer geben.

Die Banane schälen und das Fruchtfleisch in den Mixer geben.

Mit Wasser bis zur 1-Liter-Marke auffüllen und einen Smoothie herstellen.

Tag 12 – Was mein Zahnarzt mir rät

Heute steht wieder einmal mein jährlicher Kontrolltermin bei meinem Zahnarzt an. Nach dem Frühstück mit meinem Powerdrink mache ich mich auf den Weg.

In der Praxis warte ich brav darauf, dass ich aufgerufen werde. Ich denke, es wird wieder schnell gehen, denn mir ist nicht bewusst, dass etwas mit meinen Zähnen nicht stimmen könnte.

So ist es dann auch, nach einer Bestandsaufnahme sind wir recht schnell fertig und verfallen in eine Phase des Smalltalks. Dabei erzähle ich begeistert meinem Zahnarzt davon, dass ich mit Hilfe von Smoothies nicht nur ein paar Pfunde verlieren will, sondern dass ich mich generell besser und gesünder fühle, seitdem ich mit meiner Smoothie Diät begonnen habe. Mein Zahnarzt hört mir aufmerksam zu und gibt anschließend zu bedenken, dass in meinen heißgeliebten Smoothies sehr viel Fruchtzucker und Fruchtsäuren enthalten sind. Immerhin handelt es sich bei meinen Mixturen auch um „Hochprozentiges“ in dieser Hinsicht. Aus diesem Grund rät er mir, vor dem Verzehr meiner Smoothies meine Zähne gründlich zu putzen. Damit kann ich meine Beisserchen vor den Säuren schützen. Ich frage, warum ich die Zähne nicht nach dem Trinken von meinen Smoothies putzen soll. Er erklärt mir, dass nach dem Genuss meiner Powerdrinks meine Zähne von den Säuren und dem Fruchtzucker geschwächt werden. Wenn ich nun die Zähne in diesem Stadium putzen würde, könnte ich mehr Schaden anrichten, als andersherum. Gut zu wissen, denke ich mir. Denn ich habe auch in Zukunft vor, jeden Tag einen oder mehrere Smoothies zu trinken, einfach um mein Wohlbefinden beizubehalten und meine tägliche Ration an wichtigem und gesundem Gemüse und Obst immer abzudecken.

Rezept für Tag 12:

1 Bund Löwenzahnblätter

1 Salatgurke

1 Banane

3 Gläser stilles Wasser

Salz und Pfeffer falls gewünscht

Zubereitung:

Die Banane schälen und in den Mixer geben.

Die Salatgurke vierteln und in den Mixer geben.

Alle anderen Zutaten dazu geben und zu einem Smoothie mixen.

Tag 13 – Erste sichtbare Erfolge

Ganz am Anfang hatte ich mir eine Frist von 14 Tagen gesetzt, um die Wirksamkeit von Smoothies beim Abnehmen zu testen. Nun ist diese Zeit fast rum. Den ersten spürbaren Erfolg hatte ich ja fast augenblicklich und schon nach wenigen Tagen hatte ich drei Kilo runter.

Nun nach knapp 14 Tagen konsultiere ich meine Waage erneut. Ich hatte mir in den letzten Tagen selbst auferleget, mich nicht jeden Tag auf sie zu stellen. Nun ist es also soweit und ich bin gespannt auf das Ergebnis. Trotz dass ich zwischendrin gut drei Tage hatte, an denen ich an mir, den Smoothies und dem Sinn hinter dem Ganzen gezweifelt habe, sind nun aber doch gute acht Kilo weniger auf der Waage angezeigt. Respekt, finde ich. Ohne zu hungern, ohne mich wahnsinnig viel im Fitnessstudio zu quälen und ohne einen spürbaren Verzicht auf lebensnotwendige Nahrungsmittel habe ich im Grunde mal eben so nebenbei gute 8 Kilo an Gewicht verloren. Dabei habe ich mich die ganze Zeit über pudelwohl gefühlt.

Mit einem breiten Grinsen steige ich von der Waage und bin entschlossen, die Smoothies auch weiterhin in meinem Ernährungsplan zu belassen. Ich werde noch einige Tage so weitermachen, wie bisher. Mein Ziel war, rund 10 Kilo zu verlieren. Wenn ich dieses Ziel erreicht habe, werde ich die verschiedenen Smoothies trotzdem jeden Tag weiter zu mir nehmen. Doch dann vielleicht unter dem Aspekt, meine benötigte Ration an Obst und Gemüse abzudecken.

Ein sichtbarer Erfolg ist zudem eingetreten, dass meine Oberschenkel, die seit zwei Monaten mit grober Orangenhaut überzogen waren, nun wieder ohne die hässlichen Dellen daherkommen. Zum einen liegt das natürlich an den verlorenen Pfunden. Doch zum Großteil hängt das auch damit zusammen, dass ich durch meine Smoothie Diät auch viele angesammelten Giftstoffe und Fette losgeworden bin. Eine Diät auf der Basis von Smoothies, so wie ich sie begonnen und durchgezogen habe, ist vielleicht eine etwas gemächlichere Art abzunehmen, doch für mich die optimale Art und Weise.

Rezept für Tag 13:

200 Gramm Blattspinat

2 große geschälte Bananen

200 ml gepresster Orangensaft

1 EL Mandelmus oder Sesampaste

1 Scheibe, geschälter Ingwer

Etwas Wasser zugeben, bis der Smoothie die gewünscht Konsistenz hat

Zubereitung:

Den Blattspinat in den Mixer geben.

Die Bananen schälen und in den Mixer geben.

Alle restlichen Zutaten zugeben und darauf einen Smoothie zubereiten.

Tag 14 – Normalität kehrt ein

Heute nun ist der große Party Tag. In einigen Stunden treffe ich mich mit meinen Gästen, um noch das eine oder andere Wildkraut zu sammeln, bevor wir in unserem Garten Smoothies herstellen.

Für mich ist das Abenteuer der Smoothie Diät abgeschlossen, denn ich habe mein Wunschgewicht fast erreicht. Aber ich werde auch in Zukunft nicht auf die Smoothies verzichten. Sie sind nun fester Bestandteil in meinem Ernährungsplan und mittlerweile auch in dem meiner Familie.

Durch die besondere Eigenschaft von Smoothies, die in jedem Fall motivierend und als Balsam für Körper und Geist wirken, habe ich den äußerst positiven Nebeneffekt, dass selbst mein innerer Schweinehund nun nichts mehr zu melden hat. Die Energie, die mir die fruchtigen und frischen Powerdrinks geben, führte dazu, dass es mir ein Grundbedürfnis geworden ist, mich mindestens eine Stunde am Tag an der frischen Luft zu bewegen. Mal gehe ich eine große Runde spazieren und sammle mir dabei die Wildkräuter. Ein anderes Mal genieße ich es, mit dem Fahrrad über die Feldwege zu radeln und die Sonne und den Wind auf meinem Gesicht zu spüren.

Im Gegensatz zum Beginn meiner Smoothie Diät bin ich nun aber nicht mehr unruhig auf der Suche nach den passenden Zutaten und die Experimentierfreude ist zwar nicht weg, doch mittlerweile nicht mehr bestimmend. Meine Einkäufe beginnen immer in der Obst- und Gemüseabteilung unter dem Gesichtspunkt der Verarbeitungsmöglichkeit. Doch da ich die Smoothies nun nur noch für mein allgemeines Wohlbefinden und nach ganz persönlichen Gelüsten zu mir nehme, macht es mir nun auch nichts mehr aus, wenn ich zwei Tage hintereinander die gleichen Smoothies trinke. Nur sein müssen sie – die Smoothies mit der wunderbaren Wirkung.

Bonusrezepte

In den letzten zwei Wochen habe ich mich quer durch den „Smoothiehimmel" probiert. Von meinen einfachen Anfängen bin ich jeden Tag ein Stück weitergegangen und habe experimentiert, ausprobiert und neues getestet. Dabei bin ich immer wieder auf ganz besondere Smoothies gestoßen, die mir besonders gut geschmeckt haben. Und auch wenn die nachfolgenden Rezepte vielleicht nicht jedermanns Geschmack sind, in jedem Fall zeigen sie Ihnen den Ansatz der vielen Möglichkeiten und Variationen. Welche davon einmal Ihr persönlicher Favorit wird, bleibt Ihrem ganz individuellen Geschmack überlassen. Und nur weil die nachfolgenden Rezepte meine Favoriten sind, heißt das nicht, dass sie die besten unter der breiten Masse an Smoothies sind.

Karotten-Mango-Smoothie

Ein besonders erfrischender Powerdrink für heiße Tage.

Zutaten:

230 ml Mandelmilch – Geschmacksrichtung Vanille

1 ½ EL Mandelbutter (dadurch erhält der Smoothie rund 9 g Protein)

45 g geriebene Möhren

75 g Mango (enthält über 20 verschiedene Vitamine und Mineralien)

5 Eiswürfel

Kürbiskuchen-Smoothie

Als gesunde und kalorienarme Alternative zum eigentlichen Kürbiskuchen. Die angegebenen Mengenangaben sind ausreichend für zwei leckere Smoothies.

Zutaten:

1 gefrorene Banane

120 g griechischer Joghurt, Geschmacksrichtung Vanille (verleiht dem Smoothie rund 12 g Proteingehalt)

¼ TL Zimt

¼ TL Muskat

¼ TL Nelkenpulver

150 ml Magermilch

2 EL Ahornsirup

150 g pürierter Kürbis

1 Tasse Eiswürfel (verleihen dem Smoothie auch an heißen Tagen eine erfrischende Note)

Power Smoothie im Lila-Dress

Nicht nur farblich ein Hingucker. Hier können durchaus auch tiefgefrorenen Obstsorten verarbeitet werden, wenn diese nicht gerade als frisches Obst zur Verfügung stehen.

Zutaten:

115 ml Wasser

70 g Kirschen

60 g Himbeeren

75 g Heidelbeeren

40 g Kerne von Granatäpfeln

1 Portion Molkenproteinpulver (Geschmacksrichtung Vanille)

5 Cashewnüsse (dadurch enthält der Smoothie rund 29 g Protein)

GuBiKo-Smoothie

Einer meiner liebsten grünen Smoothies, bei dem vor allem der Grünkohl ein wahres Kraftpaket auf der ganzen Linie ist. Geschmacklich bietet dieser Smoothie die Süße der reifen Birnen und ist gleichzeitig erfrischend durch die Gurke mit einem Hauch Säure, die durch den Zitronensaft reinkommt.

Zutaten:

230 ml Wasser

70 g Grünkohl

100 g Gurke

50 g junger Spinat

160 g Birne

1 EL Zitronensaft

1 Portion Molkenproteinpulver (Geschmack Vanille verleiht dem Smoothie 31g Protein)

Mein persönliches Fazit

Ich habe 14 Tage lang eine Smoothie Diät mit allen Höhen und Tiefen durchgezogen. Der Erfolg war für mich wunderbar und sehr gut sichtbar. Im Gegensatz zu anderen Diäten bin ich felsenfest davon überzeugt, dass Smoothies die beste Alternative zu Hungerkuren sind. Vor allem die Vielseitigkeit, die man durch die Smoothies auf seinem Speiseplan hat, war es, die mich überzeugt haben. Denn die zum Teil sehr einseitige Ernährung bei anderen Diätprogrammen hat mich persönlich immer abgeschreckt.

Mein ganzer Organismus hat sich an die Zuführung von Mineralien und Vitaminen über die Smoothies gewöhnt. War der tägliche Gang zur Toilette am Anfang etwas durchschlagend und ausgiebiger als vorher, habe ich schon nach wenigen Tagen sagen können, dass mein Verdauungssystem wieder im Gleichgewicht war. Ein spürbarer Entgiftungsvorgang hat fast augenblicklich stattgefunden. Und auch wenn zu Beginn die Blähungen und auch das Rumoren im Bauch zugenommen hatten, ist es für mich auch heute noch die beste Art abzunehmen.

Wichtig ist bei der Herstellung von Smoothies in jedem Fall, dass man sich bewusst ist, dass der Körper und ganz besonders der Darm sich erst daran gewöhnen müssen. Und dann ist es entscheidend, dass man auf ein Mischungsverhältnis von 30:70 achtet. Das bedeutet, dass man gerade am Anfang der Smoothie Diät 30% grünes Gemüse und 70% Obst mischt. Wenn sich das Gleichgewicht im Verdauungstrakt wieder eingestellt hat, kann man je nach

Bedarf und persönlichem Geschmack das Verhältnis auf 60:40 abändern, also 60% Obst und 40% grünes und anderes Gemüse.

Ganz entscheidend für die Weiterführung der Smoothie Diät war aber für mich, dass meine Leistungsfähigkeit und meine gesteigerte Konzentration zu mehr Lebensfreude geführt haben. Auch als Mensch, der nicht unter Depressionen leidet, war es eine ganz neue Erfahrung für mich, so intensiv wieder am Leben teilzunehmen.

Die positiven Nebenwirkungen sind zudem der Drang nach körperlicher Bewegung. Das hat mit Sicherheit sehr viel damit zu tun, dass man einfach zu viel Energie aufbaut, wenn man regelmäßig Smoothies trinkt. Überschüssige Energie könnte man es nennen, aber in Zeiten von allgemeinem Bewegungsmangel gibt es so etwas meiner Meinung nach nicht. Man muss sie nur sinnvoll nutzen, denke ich. Also auf zur Gemüseabteilung und ran an die Mixer. Dann klappt´s auch mit der Bewegung und dem Bekämpfen des persönlichen inneren Schweinehundes.

Rechtliches & Impressum

Impressum

Paula Greendale wird vertreten von:

M. Kübrich
Theaterstrasse 16
90762 Fürth

13713621R00039

Printed in Poland
by Amazon Fulfillment
Poland Sp. z o.o., Wrocław